Sistema Imunológico Em português/ Immune System In Portuguese

Melhore o sistema imunológico, cure seu intestino e limpe seu corpo naturalmente

Tabela de Conteúdos

dificuldade ou danos que podem os suceder após assumir as informações aqui descritas.

Adicionalmente, as informações encontradas nas seguintes páginas são apenas para fins informativos e devem então ser consideradas universais. Como é própria de sua natureza, a informação apresentada não tem garantia em relação à sua validade contínua ou qualidade provisória. As marcas registradas mencionadas foram feitas sem consentimento escrito e não podem de modo algum ser consideradas um patrocínio do titular da marca.

Introdução

Parabéns pelo download do Sistema Imunológico: Impulsione o Sistema Imunológico, Cure Seu Intestino e Limpe Seu Corpo Naturalmente, e obrigado por fazê-lo. Devido ao número crescente de problemas de saúde que afetam as pessoas em todo o mundo e ao aumento significativo de doenças inflamatórias autoimunes, compreender como seu sistema imunológico funciona tornou-se vital. Doenças autoimunes e problemas digestivos são mais comuns hoje do que nunca. Ter um sistema imunológico fraco pode levar a uma grande variedade de problemas de saúde, variando de reações alérgicas a distúrbios autoimunes. Nosso sistema imunológico e, por sua vez, o seu bom funcionamento é muito afetado pelo que colocamos em nosso corpo. É necessário comer uma grande variedade de alimentos saudáveis para que nosso interior esteja saudável e funcione como deveria. Ter um sistema imunológico defensivo que funcione de forma ideal, combinado com um intestino saudável, pode aumentar muito a saúde e o bem-estar geral. Após ler este livro, você entenderá melhor como seu sistema imunológico e digestivo funciona e saberá o que pode fazer para melhorá-lo - inclusive como eliminar alergias e sensibilidades alimentares, reduzir o inchaço do estômago, restaurar boas bactérias e curar um intestino solto.

Muitos fatores da vida atual - como altos níveis de estresse, sono insuficiente, ingestão de alimentos processados e uso de antibióticos - podem prejudicar nossa microbiota intestinal. Se a microbiota do nosso intestino estiver desequilibrada, ela afeta outras partes do nosso corpo, incluindo nosso sistema imunológico, cérebro, coração, peso, níveis hormonais e a capacidade de absorver nutrientes. O objetivo deste livro é ajudar os leitores a compreender a importante ligação entre o sistema imunológico e a saúde intestinal. É para os leitores que querem curar sua microbiota intestinal e aprender como limpar seu corpo naturalmente.

O primeiro capítulo do livro irá explicar o que são o sistema imunológico e o intestino e como estes dois são afetados um pelo outro. É essencial entender esta relação antes de aprofundar em qualquer outra parte do livro. O segundo capítulo fala sobre a ampla gama de benefícios à saúde recebidos por ter um sistema imunológico defensivo junto com um intestino saudável. Estes benefícios vão desde o aumento dos níveis de energia, menos estresse, ser capaz de combater mais facilmente o frio comum, para reduzir o risco de certos tipos de cânceres. O capítulo três explica as razões pelas quais algumas pessoas podem ter problemas associados ao seu sistema imunológico. O que pode ser uma surpresa para alguns é que muitos problemas e preocupações do sistema imunológico podem ser controlados por quais alimentos você decide colocar em seu corpo. No capítulo quatro, você receberá listas de verificação, que ajudarão a determinar se você pode ou não ter problemas com sua saúde intestinal e sistema imunológico. Antes de estabelecer quaisquer metas ou iniciar sua jornada rumo à recuperação, você precisa fazer um inventário de seu próprio sistema imunológico e intestinal, ouvir seu corpo e tomar notas.

Os capítulos cinco a oito enfocam o que você pode fazer para melhorar seu sistema imunológico e sua saúde intestinal. O capítulo cinco fornece um resumo das estratégias básicas que você pode usar para começar a impulsionar seu sistema imunológico e melhorar sua microbiota intestinal. No capítulo seis, você aprenderá sobre hábitos alimentares saudáveis que podem ser incorporados à sua vida diária para uma melhor saúde intestinal, desde alimentos que você deve estar comendo até escolhas importantes de estilo de vida.

O capítulo sete se concentra especificamente nos alimentos que podem impulsionar naturalmente seu sistema imunológico - estes alimentos devem entrar imediatamente em sua lista de compras. No capítulo oito, você pode encontrar informações específicas sobre planejamento de refeições, que o ajudarão a iniciar o caminho para restaurar sua saúde. Neste capítulo, você também receberá uma amostra do plano de refeições de sete dias, a fim de obter ideias para o planejamento de refeições saudáveis e divertidas.

O capítulo nove fornece uma introdução aos distúrbios metabólicos e discute dicas de saúde sobre como se recuperar de certos que não são herdados, especificamente a síndrome metabólica, também conhecida como Síndrome X. No capítulo dez, você aprenderá sobre certos hábitos alimentares que devem ser evitados quando o objetivo é melhorar seu sistema imunológico e sua saúde intestinal, incluindo alimentos específicos que você não deve comer. Se você leva a sério a restauração do seu intestino e o fortalecimento do seu sistema imunológico, estes alimentos devem ser imediatamente removidos de seus armários e geladeira. Finalmente, o capítulo onze lhe fornecerá uma lista de coisas a serem procuradas que o ajudará a determinar se seu trabalho árduo na restauração intestinal foi bem-sucedido. Afinal de contas, você precisa saber que tudo isso valeu seus esforços.

Há muitos livros sobre este assunto no mercado - obrigado novamente por ter escolhido este! Todos os esforços foram feitos para garantir que ele esteja cheio do máximo de informações úteis possíveis. Por favor, aproveite!

Capítulo 1: Seu Sistema Imunológico e seu intestino: O que eles são e como interagem

Uma compreensão profunda de seu sistema imunológico e intestino é essencial. Este capítulo definirá e examinará estes dois sistemas em detalhes. Além disso, neste capítulo, você terá a oportunidade de descobrir como eles interagem.

O Sistema Imunológico

Nosso sistema imunológico é crucial na sobrevivência humana. Sem um sistema imunológico, os parasitas, bactérias e vírus estariam livres para atacar nossos corpos. Nosso sistema imunológico tem um papel significativo para nos manter saudáveis. Espalhado por todo o corpo, esta estrutura complexa é composta de uma combinação de células, órgãos, proteínas e tecidos que trabalham lado a lado na defesa de nosso corpo contra germes e outros invasores. Quando funciona corretamente, o sistema imunológico ataca naturalmente as substâncias formadoras de doenças que entram no corpo.

Entre as células que compõem esta vasta rede, os glóbulos brancos desempenham um papel particularmente importante. Os glóbulos brancos do sangue são armazenados nos órgãos linfóides. Os seguintes órgãos estão incluídos neste grupo:

- Nódulos linfáticos - estas pequenas glândulas estão em todo o corpo e estão ligadas por vasos linfáticos.
- Timo - situado logo abaixo do pescoço, esta glândula está entre seus pulmões.
- Medula óssea - no centro dos ossos, isto produz glóbulos vermelhos.

- Baço - este órgão filtra seu sangue e pode ser encontrado na porção superior esquerda do abdômen.

Os glóbulos brancos vêm em dois tipos básicos: os fagócitos, que destroem organismos que invadem o corpo; e os linfócitos, que ajudam o corpo a lembrar os organismos invasivos que entraram anteriormente no corpo, ajudando assim na sua destruição. Os linfócitos são criados na medula óssea e ou permanecem lá (amadurecendo em células B) ou se dirigem para a glândula timo (amadurecendo em células T). Cada célula B produz um anticorpo especificamente. Por exemplo, uma célula pode produzir um anticorpo que reconhece o vírus comum do resfriado, enquanto outra produz um anticorpo contra as bactérias que tipicamente causam pneumonia.

Um papel crucial do sistema imunológico é a capacidade de reconhecer nosso próprio tecido a partir de tecidos estranhos. Ele pode fazer isso descobrindo proteínas que são encontradas em superfícies celulares. Nosso sistema imunológico aprende a ignorar suas próprias proteínas desde cedo. É outra história, no entanto, quando substâncias estranhas entram no corpo. Quando estes estranhos (chamados antígenos) entram no corpo, diferentes tipos celulares trabalham juntos, reconhecendo e respondendo a eles. O resultado são proteínas únicas, chamadas anticorpos, que se fixam em antígenos específicos. Abreviação de gerador de anticorpos, os antígenos são qualquer substância que pode desencadear uma resposta do sistema imunológico. Em muitos casos, eles são toxinas, fungos, vírus e bactérias - mas além destes, pode ser também uma de suas próprias células que está morta ou com mau funcionamento. Embora os anticorpos sejam poderosos para perceber quais antígenos devem ser bloqueados, eles ainda precisam de alguma ajuda para destruí-los. Aqui é onde entram as células T, algumas das quais são chamadas de "células assassinas". Quando anticorpos destacam determinados antígenos invasivos, suas células T se levantam para destruí-los enquanto lembram outras células para fazer seu trabalho. Os anticorpos também servem a outros propósitos, como a ativação de certas proteínas que ajudam a matar células infectadas, bactérias e vírus. Este conjunto específico de proteínas também faz parte do sistema imunológico e é chamado de complemento. Os anticorpos permanecem em nosso corpo para proporcionar defesa durante o tempo inevitável quando nosso sistema imunológico entra novamente em contato com esse antígeno. Um bom exemplo aqui seria a varicela. Normalmente, depois de tê-la uma vez, é improvável que voltemos a sofrer com ela, pois nossos corpos armazenam uma cópia do anticorpo contra a varicela, preparada e esperando para destruir a varicela quando e se ela chegar novamente. Esta proteção é chamada de imunidade.

Embora o sistema imunológico de todos seja diferente, ele geralmente se torna mais forte à medida que envelhecemos. Isto porque à medida que envelhecemos, ficamos expostos a mais patógenos (qualquer organismo produtor de doenças) e, por sua vez, desenvolvemos uma imunidade mais forte. Você deve ter notado que as crianças parecem ficar doentes com mais frequência do que os adolescentes e os adultos - isto porque, sendo mais jovens, foram expostos a menos patógenos. Entre os três diferentes tipos de imunidade em humanos, existem os inatos (nascidos com), os adaptativos (adquiridos ao longo da vida) e os passivos (emprestados de outras fontes).

- Imunidade inata - Todos os seres humanos nascem com um certo nível de imunidade em relação aos invasores estrangeiros. A barreira externa de nossos corpos, incluindo nossa pele e as membranas mucosas do intestino e da garganta, proporcionam naturalmente nossa primeira linha de defesa contra patógenos.

- Imunidade adaptativa - Esta é a compilação de diferentes anticorpos que adquirimos através da vida que desenvolvemos para nos proteger contra os patógenos que encontramos. Nosso sistema imunológico se lembra quando estamos expostos a determinadas doenças ou quando somos vacinados.

- Imunidade passiva - Esta imunidade, que é emprestada de outra fonte, dura apenas por um curto período de tempo. Um exemplo disso é um bebê que recebe anticorpos da mãe através do leite materno. Esta imunidade temporária pode proteger o bebê de certas infecções no início da vida.

Após o sistema nervoso, seu sistema imunológico é o mais complexo do corpo. Já tocamos nas várias células, órgãos e tecidos que o compõem - incluindo a pele, medula óssea, baço, linfonodos e membranas mucosas. Todas elas ajudam a armazenar ou criar células que trabalham constantemente para manter o corpo inteiro saudável. Outro fator muito importante envolvido na saúde do sistema imunológico é o sistema digestivo. Tudo que você coloca em seu corpo é digerido através de seu trato gastrointestinal, também conhecido como seu intestino.

O Intestino: Seu Trato Gastrintestinal

Quando você ouve a palavra "intestino", você pode pensar imediatamente em seu estômago ou barriga, mas no mundo da saúde, ela assume um significado mais complexo. O intestino se refere ao trato gastrointestinal, que diz respeito a um tubo longo que vai da boca até a passagem traseira do corpo (ânus). À medida que comemos, os alimentos passam primeiro pelo esôfago, depois pelo estômago, seguidos pelo intestino delgado. O intestino delgado pode ser dividido em três partes: o duodeno, o jejuno e o íleo. A primeira é o duodeno, que está diretamente ligado ao estômago. Enrolado ao redor do pâncreas está um tubo em forma de C. As outras duas partes, o jejuno e o íleo, apresentam uma ferida no abdômen central. É nesta parte do corpo que tudo o que você come é assimilado e depois absorvido na corrente sanguínea.

Ao lado do íleo está a última parte do intestino delgado, que é subsequentemente a porção mais importante de seu grande intestino - o ceco. O ceco é então fixado no apêndice. A partir daqui, o intestino grosso dá uma virada para cima e assume um novo nome, o cólon ascendente. Em seguida, o intestino dá outra volta e atravessa o corpo e agora é conhecido como cólon transversal. Em seguida, dá mais uma volta para baixo, e esta parte é chamada de cólon descendente. A porção final do cólon, o cólon sigmóide, dirige-se para o reto, que serve como armazenamento temporário para fezes até que sejam excretados através do ânus.

Agora que você tem uma imagem melhor de como exatamente os alimentos passam pelo trato gastrointestinal, podemos nos concentrar no que o trato como um todo realmente faz e como ele funciona. Simplificando, o intestino processa o alimento, desde o momento em que ele é comido até que seja absorvido como fezes ou absorvido pelo corpo. O processo digestivo começa em sua boca. Na boca, há glândulas salivares que liberam a saliva. Os produtos químicos em sua saliva, que são chamados de enzimas, trabalham com seus dentes para quebrar os alimentos. Há também produtos químicos especiais em sua saliva que evitam que as bactérias causem infecções. Agora, para tirar o alimento de sua boca, você deve engolir - e à medida que seus músculos se contraem, o alimento é empurrado para baixo através do esôfago. Sua língua é um músculo muito forte que ajuda a empurrar os alimentos para a parte de trás da garganta. Depois de passar pelo esôfago, seu alimento chega ao estômago, e os produtos químicos que são produzidos pelas células aqui começam a digestão.

Ensanduichado pelo esôfago e pela primeira parte do intestino delgado, o estômago é um órgão em forma de J, que tem aproximadamente o tamanho de uma salsicha grande quando vazia. O principal papel do estômago é ajudá-lo a assimilar seus alimentos, enquanto a outra prioridade é armazenar os alimentos até que estejam prontos para serem recebidos pelo trato gastrointestinal (intestino). Você é capaz de comer alimentos e encher seu estômago a uma taxa muito maior do que a forma como seus intestinos são capazes de processá-los. Quando este processo começa, o alimento está sendo dividido em partes básicas, e somente então pode ser consumido pelas paredes do intestino, na corrente sanguínea, e então entregue ao redor do corpo. Alguns líquidos e alimentos são consumidos pelo revestimento do estômago, embora a maioria deles seja tomada pelo intestino delgado. Os músculos nas paredes do intestino trabalham para misturar os alimentos com as enzimas que são produzidas pelo corpo. Estes músculos também trabalham duro para transportar os alimentos no final do seu trato intestinal. Alimentos indigestos, juntamente das substâncias residuais e germes, são todos passados para fora do sistema como fezes.

O processo de digestão dos alimentos é gerenciado pelo cérebro, pelo sistema nervoso e também por vários hormônios liberados pelo intestino. Antes mesmo de dar sua primeira mordida, seu cérebro envia sinais através dos nervos para seu estômago. Seu estômago reage liberando sucos gástricos (líquido encontrado no estômago que é composto de enzimas, ácido e hormônios liberados pelas glândulas situadas nas camadas internas da parede do estômago) que estão se preparando para a chegada dos alimentos. Quando os alimentos chegam ao estômago, as células receptoras especiais notam mudanças e depois enviam seus próprios sinais, novos.

Quando o alimento deixa o estômago, ele se dirige para o intestino delgado. As glândulas e células que revestem o intestino delgado também produzem seu próprio suco intestinal, que auxilia na digestão - e como o estômago, à medida que as paredes se contraem, os alimentos são misturados com esses sucos para fazer uma transição suave para a próxima parte do trato, o intestino grosso. Este intestino, chamado de cólon, absorve principalmente água, e é mais largo do que o intestino delgado. As bactérias encontradas no intestino grosso ajudam nos estágios finais da digestão, e os movimentos musculares aqui movimentam as fezes em direção ao reto. Quando existem fezes no reto, suas paredes alongam-se ou alargam-se, ativando novamente células receptoras especiais. Os nervos servem então como meio de transporte dos sinais dos receptores para a medula espinhal, que posteriormente responde enviando as sinapses de volta para os músculos do reto, elevando assim a pressão da passagem traseira, e é assim que se sabe que é necessário ir ao banheiro.

Interação sistema imunológico - Intestino

Agora que você tem um melhor entendimento das funções de seu sistema imunológico e digestivo, será mais fácil entender como um afeta o outro. Embora muitos de nós não pensemos desta maneira, seu intestino é uma barricada realmente importante entre seu corpo e todos os patógenos do mundo exterior. Isto porque aproximadamente 70% das células e tecidos que compõem seu sistema imunológico estão alojados em seu intestino. Isto faz de seu intestino um grande protagonista no sistema imunológico. O sistema imunológico fornece uma defesa entre você e todas as bactérias perigosas lá fora que você pode engolir. É por isso que você nem sempre fica doente por engolir certas bactérias em seus alimentos - por exemplo, quando você cozinha depois de tocar em algo sujo. O sistema imunológico é a principal conexão entre nossas bactérias intestinais e como estas bactérias influenciam nossa saúde e a possibilidade de doenças. As bactérias vivem em todo o corpo, mas acima de tudo, elas vivem no intestino. Estas bactérias, juntamente dos fungos e vírus, existem em misturas únicas que habitam várias partes do corpo. O aglomerado individual de uma região específica do corpo é conhecido como microbiota. Neste caso, estamos preocupados com a microbiota intestinal, também conhecida como "flora intestinal". Ter uma microbiota intestinal saudável depende de uma microbiota intestinal saudável. As combinações desta diferente microbiota juntas formam o seu microbioma.

Como mencionado acima, uma grande parte de seu sistema imunológico está em seu trato gastrointestinal - portanto, há muita interação entre as bactérias do intestino e o sistema imunológico do corpo. Por exemplo, muitas células do revestimento intestinal dedicam suas vidas a liberar grandes quantidades de anticorpos no intestino, ensinando a seu sistema imunológico como se comportar. As bactérias em seu intestino também ajudam a manter um sistema imunológico equilibrado. Ter uma flora intestinal diversificada ensina às células de seu sistema imunológico que nem tudo com que entra em contato é necessariamente ruim. Este reconhecimento é desenvolvido ao longo da vida, pois nosso intestino é constantemente exposto a coisas novas através da alimentação e do que encontramos em nosso ambiente. Devido ao fato de que o equilíbrio de nossa microbiota intestinal influencia o equilíbrio de nosso sistema imunológico, uma flora intestinal desequilibrada pode deslocar o sistema imunológico para um estado inflamatório, conhecido como "intestino solto".

Capítulo 2: Os benefícios de um intestino saudável combinado com um sistema imunológico forte

Ninguém gosta de ficar doente. Nós nos perguntamos: como evitar o último vírus que está circulando? Como podemos garantir que todos os membros de nossa família não fiquem deitados e se sintam pra baixo? A resposta: um sistema imunológico saudável. Como aprendemos no primeiro capítulo, um intestino saudável promove um sistema imunológico saudável. Como seu sistema imunológico é o sistema de defesa natural de seu corpo, é vital para sua saúde que você se certifique de que ele esteja funcionando corretamente. As bactérias em seu intestino apoiam o sistema imunológico de diversas maneiras. Ter um sistema imunológico forte nos permite combater a infecção rapidamente. O resfriado comum não deve durar mais de uma semana ou mais, mas para uma pessoa insalubre com um mecanismo de defesa natural comprometido, ele pode permanecer por muito mais tempo - ou voltam sempre de novo. A capacidade de combater rapidamente a infecção não é o único benefício de uma combinação de sistema imunológico forte - intestino saudável. Outros benefícios incluem o aumento dos níveis de energia, melhoria da saúde mental, melhoria dos níveis de colesterol, níveis hormonais regulados, menor ganho de peso, uma vida mais longa e melhor saúde geral e bem-estar geral.

Níveis de Energia Aumentados

Todos nós gostaríamos de ter mais energia, certo? Muitas vezes você pode dizer para si mesmo: "Se eu tivesse energia...mas estou tão cansado!" Uma boa maneira de começar a aumentar seus níveis de energia é comendo alimentos saudáveis e nutritivos, mas sem um intestino saudável, seu corpo não pode absorver tão facilmente os nutrientes dos alimentos que você ingere. Se você mantém um intestino saudável, o corpo pode absorver mais nutrientes, aumentando, por sua vez, seus níveis de energia.

Melhoria da Saúde Mental

Os pesquisadores descobriram que restaurar um intestino doente pode levar à melhoria da saúde mental. Há definitivamente uma conexão entre seu intestino e seu estado de ânimo. Se você já usou a frase "borboletas no meu estômago", então você provou que isso é verdade. Dentro de nossos corpos, temos na verdade um chamado segundo cérebro, chamado sistema nervoso entérico (SNE). Este sistema regula e controla nosso trato intestinal e sente as ameaças do meio ambiente. O SNE envia informações para o cérebro através do nervo vago, que liga vários órgãos com o cérebro. Cerca de 90% dos sinais que passam ao longo deste nervo estão viajando do intestino para o cérebro. É por isso que não deve ser surpreendente que mais da metade dos que sofrem de síndrome do intestino irritável (SII) também sofram de distúrbios do humor, e um tratamento farmacêutico comum dado para esta síndrome são os antidepressivos. Por sua vez, descobriu-se recentemente que os distúrbios de humor também podem ser tratados de baixo para cima, por assim dizer. Em outras palavras, condições como depressão, ansiedade e distúrbios do sono podem ser efetivamente tratados restaurando as bactérias boas no intestino. Muitos dos problemas psicológicos que estamos experimentando hoje podem ser atribuídos ao que colocamos em nosso corpo e como isso afeta a flora intestinal. Nossa saúde pode sofrer quando algo se interpõe no caminho da comunicação entre nosso intestino e nosso cérebro.

Melhores Níveis de Colesterol

As boas bactérias intestinais também podem melhorar os níveis de colesterol. Grande parte do colesterol produzido pelo fígado é convertido em ácidos biliares. Estes são armazenados na vesícula biliar e depois são usados para auxiliar na digestão das gorduras. Estes ácidos acabam então no cólon, e aqui ou são destruídos ou deixam o corpo através de movimentos intestinais. Aqueles de nós que não ingerem fibras em quantidade suficiente têm frequentemente uma quantidade maior de flora causadora de doenças em seu intestino, levando a um acúmulo de colesterol na corrente sanguínea. Isto faz com que o nível de colesterol aumente. Além disso, menos colesterol é capaz de alcançar o cólon onde pode então ser liberado para fora do corpo. Isto pode ser muito perigoso, pois os movimentos intestinais são a principal maneira do corpo se livrar do colesterol indesejado. É essencial fazer uma dieta rica em fibras, pois isso permite que seu corpo se livre de mais colesterol indesejado.

Níveis Hormonais Regulamentados

Ter um sistema imunológico forte e uma microbiota intestinal saudável também pode regular os níveis hormonais. Normalmente, até 60% do estrogênio que circula no sangue é coletado pelo fígado e depois essencialmente despejado na vesícula biliar. É então liberado, com a bílis, nos intestinos para excreção. No trato gastrointestinal, nossas boas bactérias intestinais produzem uma enzima que reativa o estrogênio para que ele seja reabsorvido pelo organismo. Quando nossa flora intestinal não está em equilíbrio, o estrogênio não é reabsorvido nem reativado e, em vez disso, perde-se nas fezes. Quando as mulheres têm baixos níveis de estrogênio, elas têm um risco maior de osteoporose, retenção de água, cólicas menstruais graves, TPM, fluxo pesado e enxaquecas. Um processo semelhante ocorre com outros hormônios, assim como com vitamina B12, vitamina D, colesterol, ácido fólico e ácidos biliares.

Evita o Ganho de Peso não Saudável

Um intestino saudável impede o ganho de peso (ou gordura) insalubre. A restauração das bactérias boas em seu intestino previne a superalimentação, o que leva ao ganho de peso. Há muitas pesquisas saindo que conectam diretamente nosso peso com a saúde, incluindo a quantidade e o tipo de nossa flora intestinal. Quando você está carregando peso extra, você enfrenta um risco muito maior de desenvolver muitos problemas de saúde. Estas condições incluem as principais causas de morte da nação, como certos cânceres, doenças cardíacas, derrames e diabetes. Deve-se notar também que carregar um peso extra também pode levar à depressão.

Vida mais Longínqua

A combinação do sistema imunológico saudável - intestino saudável também contribui para uma vida mais longa. Quando temos uma flora bacteriana mais diversificada, ela se torna mais eficaz e, por sua vez, nossa saúde geral tende a ser melhor. Para ter bactérias mais diversificadas, é necessário ter uma dieta variada. Isto é fundamental para manter uma flora intestinal saudável e, a longo prazo, força e vitalidade.

Capítulo 3: As Causas dos Problemas do Sistema Imunológico

Muitas pessoas têm problemas relacionados com a saúde de seu sistema imunológico e intestino. Nos últimos 100 anos, nossa dieta mudou drasticamente devido à industrialização do nosso fornecimento de alimentos. Esta dieta moderna que consiste em alimentos altamente processados, com alto teor de gordura, alto teor de açúcar e baixa fibra, alterou muito as bactérias em nosso intestino. Gerações atrás, estes tipos de alimentos não estavam tão prontamente disponíveis como hoje, se é que estavam, no geral.

A Dieta Moderna

O alimento que decidimos colocar em nosso corpo alimenta nossas células gordurosas e também determina que tipo de jardim, ou flora, estamos crescendo em nossas entranhas. O jardim pessoal dentro de nosso intestino está repleto de insetos que decidem mais sobre seu bem-estar mental e emocional que você poderia imaginar. Dito de maneira simples, se suas bactérias intestinais estão doentes, você também está. Suas bactérias intestinais prosperam com o que você as alimenta, portanto, mantenha-as saudáveis! Você pode não correlacionar problemas digestivos com alergias, distúrbios de humor, artrite e certas doenças autoimunes, incluindo síndrome do intestino irritável e fadiga crônica, por mais que muitas doenças que não parecem estar relacionadas sejam na verdade causadas por problemas em seu jardim intestinal. Quando há muitos insetos intestinais ruins demais presentes, ou não há bons o suficiente, surgem problemas que podem afetar seriamente sua saúde e seu peso. Estudos também mostraram que pessoas que sofrem de obesidade e têm níveis mais baixos de bactérias saudáveis no intestino continuam a ganhar mais peso com o tempo.

Há muitas razões pelas quais seu sistema digestivo pode estar desequilibrado, levando a um sistema imunológico enfraquecido, e uma dieta pouco saudável é o maior culpado. Uma dieta pobre em nutrientes pode danificar nosso jardim interno, pois promove o crescimento do tipo ruim de bactéria.

Estresse

O estresse é outro fator que contribui para um sistema digestivo desequilibrado. O estresse crônico pode alterar o sistema nervoso em seu intestino, causando seu mal, ao mesmo tempo em que altera suas bactérias normais. Outros elementos que podem desequilibrar seu sistema digestivo incluem o uso excessivo de medicamentos (incluindo anti-inflamatórios e antibióticos), enzimas digestivas inadequadas, uma sobrecarga de toxinas e infecções. A vitalidade geral do sistema imunológico é altamente dependente do nível de estresse da pessoa, estabilidade emocional, estado nutricional, práticas dietéticas e estilo de vida.

Genética

Algumas pessoas herdaram genes específicos que as tornam reativas a elementos ao seu redor, que de outra forma teriam sido normais. Estes assuntos são chamados de alergênicos. O exemplo mais comum de um sistema imunológico hiperativo é o de ter uma reação alérgica. Pólen, mofo, poeira e alguns alimentos são exemplos de alergênicos. Algumas condições causadas por um sistema imunológico hiperativo incluem eczema (uma erupção cutânea comichosa conhecida como dermatite atópica), asma (reação dos pulmões que pode induzir problemas respiratórios, tosse ou chiado), e rinite alérgica (inchaço das passagens nasais junto com espirros e corrimento nasal).

Em certas doenças autoimunes, o corpo ataca o que é normal, tecido saudável. Uma doença autoimune comum é a diabetes tipo 1. Aqui, o sistema imunológico ataca as células do pâncreas, que são encarregadas de criar insulina. A insulina então elimina o açúcar do sangue a fim de utilizá-lo como energia. Outro problema autoimune comum é a artrite reumatóide. Neste tipo de artrite, as articulações começam a inchar e a se deformar. O lúpus é outra doença autoimune que ataca os tecidos do corpo, como os pulmões, a pele e os rins.

Os graves distúrbios do sistema imunológico são apenas alguns dos possíveis resultados de um sistema imunológico defeituoso. Uma pessoa com um distúrbio do sistema imunológico pode:

- Ter um sistema imunológico que se voltou contra si mesmo. Isto é chamado de doença autoimune.

- Inerir um sistema imunológico fraco. Isto é chamado de imunodeficiência primária.

- Desenvolver uma enfermidade que enfraquece o sistema imunológico. Isto é chamado de imunodeficiência adquirida.

- Ter um sistema imunológico que é hiperativo. Isto causa uma reação alérgica.

- Ter um câncer do sistema imunológico.

- Exemplos comuns de distúrbios do sistema imunológico incluem:

- Deficiências imunológicas adquiridas temporariamente. Isto é quando seu sistema imunológico está temporariamente deteriorado por algo, como um medicamento. Isto pode acontecer com pacientes de quimioterapia devido aos medicamentos utilizados para combater o câncer. Além disso, afeta aqueles que fizeram transplantes de órgãos recentemente e que estão tomando medicamentos para evitar a rejeição do órgão. Além disso, infecções como o vírus da gripe, sarampo e mononucleose podem diminuir seu sistema imunológico dentro de um curto período de tempo. Má nutrição, beber álcool em excesso e fumar também podem levar a um enfraquecimento temporário do sistema imunológico.

- Imunodeficiência combinada severa (SCID). Esta imunodeficiência está presente no nascimento, pois as crianças que nascem com ela não possuem glóbulos brancos importantes.

- Síndrome de Imunodeficiência Adquirida (AIDS). O Vírus da Imunodeficiência Humana (HIV), que causa a AIDS, é uma infecção viral que destrói os glóbulos brancos e enfraquece o sistema imunológico. As pessoas afetadas ficam gravemente doentes com infecções que outras pessoas podem combater.

Capítulo 4: Faça um Balanço de Seu Sistema de Saúde Intestinal e Imunológico

Você se pergunta se seu intestino não é saudável - ou se seu sistema imunológico é fraco? Seu interior ou sistema imunológico precisa de ajuda ou apoio? Talvez sim, talvez não. Prestar muita atenção ao seu corpo é uma das maiores coisas que você pode fazer por si mesmo e é o primeiro passo para responder a estas perguntas. Fazer um inventário de como você está se sentindo e tomar nota de qualquer coisa que lhe pareça errada também é uma boa maneira de começar. Conhecer os sinais de um sistema imunológico fraco é importante porque são bandeiras vermelhas que lhe permitem a chance de resolver problemas de saúde antes que eles se tornem mais sérios.

Seu Intestino

Vamos começar com nosso intestino. Nossos intestinos são permeáveis, o que significa que eles permitem que os bons nutrientes que recebemos através dos alimentos que ingerimos passem para a corrente sanguínea e nos alimentem. Os intestinos também funcionam para manter micróbios ruins e toxinas no intestino temporariamente para eventualmente serem eliminados como lixo. Entretanto, quando alimentamos nossos intestinos com os tipos errados de alimentos e os tratamos com inatividade e estresse, eles não podem funcionar corretamente. Algumas vezes, essas toxinas e micróbios escapam do intestino e são liberados na corrente sanguínea, causando inflamação e levando ao que é conhecido como "vazamento do intestino". A síndrome do intestino com vazamento não é um termo médico legítimo, mas é o nome dado para descrever danos ao revestimento de seus intestinos, permitindo que proteínas que não são digeridas entrem na sua corrente sanguínea. Também é chamado de "aumento da permeabilidade intestinal". Abaixo está uma lista de sintomas associados com a síndrome do intestino vazado.

- Inchaço do estômago, gases, constipação, diarreia ou síndrome do intestino irritável
- Fadiga crônica ou fibromialgia (dor constante que se espalha por todo o corpo, normalmente durando mais de três meses)
- Constipações frequentes
- Depressão, ansiedade, TDAH
- Peso insalubre
- Dor nas articulações
- Dores de cabeça
- Alergias ou sensibilidades alimentares
- Condições da tireoide
- Autoimunidade
- Rosácea, eczema, acne ou psoríase
- Desequilíbrios hormonais
- Desordens autoimunes como artrite reumatoide, tireoidite de Hashimoto, lúpus, psoríase ou doença celíaca

Se você tem vários desses sintomas, é hora de começar a restaurar seu intestino insalubre.

Outro problema gastrointestinal comum é a síndrome do intestino irritável. Você considera seu trato digestivo irritável? Estima-se que 10% a 15% das pessoas que sofrem de síndrome do intestino irritável em todo o mundo, e desse percentual, em algum lugar entre 25 e 45 milhões estão vivendo nos Estados

Unidos. Os sinais da síndrome do intestino irritável variam muito, mas podem incluir:

- Constipação intestinal
- Diarreia
- Fezes duras e secas num dia e molhadas no dia seguinte
- Bloqueio
- Sentindo a necessidade de se apressar para o banheiro

Como em muitas outras doenças do intestino, o tratamento se concentra em grande parte na dieta, evitando desencadeadores como o álcool e a cafeína e tentando reduzir o estresse.

Embora não seja tão comum quanto a síndrome do intestino irritável, a doença celíaca também vale a pena mencionar aqui, pois é um distúrbio autoimune e digestivo. Apenas cerca de um por cento da população dos EUA tem um diagnóstico de doença celíaca e seus portadores são incapazes de consumir glúten. O glúten é uma proteína encontrada principalmente no trigo, no centeio e na cevada. Quando as pessoas com doença celíaca comem glúten, um ataque é desencadeado em seu intestino delgado. Deve-se notar que apenas cerca de 5% das pessoas com doença celíaca realmente são diagnosticadas como tendo. Isto deixa cerca de três milhões de americanos sofrendo de seus sintomas sem mesmo saber que eles têm a doença. Além desta população, há outros 15% a 20% dos americanos que vivem com sensibilidade ao glúten.

Os sintomas da doença celíaca variam, mas podem incluir:

- Diarreia crônica
- Inchaços e dores abdominais
- Vômito

- Constipação
- fezes pálidas ou gordurosas

A doença celíaca é diagnosticada com amostras de fezes e exames de sangue. Não há cura para ela, e os doentes devem adotar uma dieta livre de glúten, e comer acidentalmente um produto contendo glúten pode causar uma mal-estar imediato.

Seu Sistema Imunológico

Agora que algumas listas de verificação foram fornecidas para fazer um inventário de seu intestino, não podemos esquecer o sistema imunológico, pois há muitos sinais que indicam que você pode ter um que é fraco. Abaixo está uma lista de perguntas que você pode fazer a si mesmo para determinar se o seu está ou não de acordo com o seu nível.

1.   Eu tenho resfriados persistentes?

Em média, a constipação comum dura de sete a dez dias. O sistema imunológico pode levar até três ou quatro dias para desenvolver anticorpos para combatê-lo. Se você tiver um resfriado que dure mais de dez dias, sua imunidade pode estar lutando.

2.   Às vezes, minhas glândulas linfáticas estão doloridas e inchadas?

Estas glândulas em forma de feijão são especialmente fáceis de encontrar em seu pescoço, axilas e virilhas, e incham quando estão lutando contra ferimentos ou infecções. Se ocorrer inchaço persistente, isto pode significar que seu sistema imunológico está tendo dificuldades para combater um problema.

3.   Eu pego constipações facilmente?

4.   Eu sofro de infecções repetidas?

Todos nós desenvolvemos infecções de vez em quando, afinal de contas, somos apenas humanos. Mas quando seu sistema imunológico é fraco, é muito mais difícil matar patógenos. O resultado são infecções que voltam repetidamente.

5.   Eu me sinto constantemente fatigado?

Se seu sistema imunológico está sofrendo, o mesmo acontece com seu nível de energia. Isto porque seu corpo está tentando conservar esta energia para alimentar seu sistema imunológico. Como resultado, você vai se sentir cansado. Isto pode ser frustrante quando você está tentando trabalhar, e obter as muitas coisas que você precisa fazer durante todo o seu dia. Vale a pena prestar atenção a quando a fadiga se torna persistente.

6.   Eu tenho feridas que levam muito tempo para sarar?

Sua pele entra em um estado de controle de danos quando você sofre uma queimadura, corte ou raspagem. Nosso corpo trabalha para proteger a ferida trazendo sangue rico em nutrientes para a área para que ela possa regenerar a pele nova. Este processo necessário de cicatrização da ferida é altamente dependente de células imunes saudáveis. Quando seu sistema imunológico estiver fraco, porém, sua pele terá dificuldade de se regenerar, e a ferida se recusaria a cicatrizar.

Caso qualquer uma dessas perguntas anteriores o leve a concordar, é um sinal de que seu sistema imunológico pode precisar de apoio, e esse apoio pode vir na forma de tomar medidas para curar seu intestino. Infecções crônicas ou recorrentes, mesmo resfriados leves, só ocorrem quando se tem um sistema imunológico enfraquecido. Nestas circunstâncias, há um ciclo que se repete: um sistema imunológico deteriorado dirige-se à infecção, e a infecção então induz danos ao sistema imunológico, o que consequentemente abandona ainda mais a resistência do corpo. Entretanto, a melhoria do sistema imunológico através de uma melhor saúde intestinal pode quebrar este ciclo vicioso.

Capítulo 5: Melhorando seu sistema imunológico e ganhando um intestino mais saudável

Após passar pelos primeiros quatro capítulos, agora você tem uma melhor compreensão de como o sistema imunológico e o trato gastrointestinal funcionam juntos. Você conhece os benefícios para sua saúde e bem-estar quando eles estão funcionando de forma ideal. Você compreende os problemas do sistema imunológico e as razões pelas quais eles fazem as pessoas sofrer. Além disso, você fez um inventário de seu próprio intestino e de seu sistema imunológico. Agora, você está pronto para aprender sobre formas de melhorar seu sistema imunológico e restaurar um intestino insalubre. Sua saúde intestinal afeta literalmente todo o corpo, portanto, se você quer consertar sua saúde, você precisa começar com seu intestino. Seu intestino está trabalhando constantemente realizando muitas tarefas importantes, incluindo a quebra de alimentos, mantendo toxinas longe e produzindo e absorvendo nutrientes. Se a imunidade ideal é o que você deseja, seu intestino deve funcionar sem falhas.

Como mais de 100 milhões de americanos sofrem de problemas digestivos, muita pesquisa tem sido feita sobre como fortalecer seu revestimento intestinal e melhorar a digestão. Definitivamente, você não está sozinho se sofre ou já sofreu de um distúrbio digestivo, como inchaço estomacal, prisão de ventre, síndrome do intestino irritável, gases, diarreia, azia ou refluxo ácido. Dos cinco medicamentos mais vendidos nos EUA, dois são para problemas digestivos, e custam bilhões de dólares. Além disso, existem mais de 200 medicamentos de venda livre para distúrbios digestivos, e a maioria deles pode causar outras doenças digestivas. Viagens ao médico para distúrbios intestinais são muito comuns, e muitos de nós não percebemos que problemas no intestino afetam todo o corpo, levando a uma ampla gama de preocupações, incluindo alergias, doenças autoimunes, artrite, acne, distúrbios do humor, fadiga e muito mais. A saúde intestinal define quais nutrientes podem ser consumidos e quais micróbios devem ser expelidos. Essencialmente, ele é diretamente responsável pela saúde geral de seu corpo.

Você precisa começar se concentrando na melhoria de sua microbiota intestinal. Seu corpo contém trilhões de micróbios, e a população mais densa está em seu intestino. Aqui eles desempenham um papel fundamental na função imunológica, na regulação do peso e na digestão. O que você come pode alterar rapidamente o equilíbrio de sua microbiota intestinal. Antes de falar mais sobre o que você pode fazer para melhorar seu microbioma em geral, aqui estão alguns fatos sobre os micróbios.

- As bactérias em nosso intestino podem pesar mais de quatro quilos.
- A análise das bactérias intestinais pode prever a obesidade com uma taxa de precisão de 90%.
- Nossos corpos contêm 100 trilhões de micróbios.
- Menos de cinco por cento dos micróbios causam realmente doenças.
- Há mais micróbios na sua mão que há pessoas no planeta.
- As bactérias influenciam nosso comportamento através dos neurônios em nosso intestino, por isso nosso intestino é considerado como nosso segundo cérebro.
- Estudos têm associado um equilíbrio microbiano saudável com menor incidência de doenças cardíacas, diabetes, câncer, asma, depressão, doença hepática,

autismo, síndrome do intestino irritável, cólicas e muitas alergias.

Sua Microbiota Intestinal

Sua microbiota intestinal muda a cada mordida, então a boa notícia é que você tem o poder de restaurar as bactérias boas em seu intestino imediatamente. O que você come não é só para você, é também nutrir os trilhões de bactérias que vivem em seu intestino. Você pode mudar positivamente sua flora intestinal a partir da sua próxima refeição. Você precisa alimentar suas bactérias intestinais com o alimento certo e fertilizar seu jardim intestinal interno pessoal. Se você alimentá-las com alimentos frescos, integrais e naturais, você terá um intestino feliz e saudável. Por outro lado, se você alimentá-los com comida industrializada, os micróbios ruins florescerão, resultando em um intestino absortivo e inflamação. Certos hormônios reguladores de gordura, em seguida, saem dos trilhos, e você acaba desejando mais alimentos ruins. Com o tempo, porém, à medida que você continuar comendo saudavelmente, esses anseios diminuirão. Quando você começa a notar uma diferença na maneira como se sente, você pode nem mesmo desejar os alimentos menos saudáveis depois de encher seus armários e geladeira, porque você sabe o quanto você pode se sentir mal quando suas bactérias são desequilibradas por comida industrializada e açúcar.

Cultivando e Restaurando um Intestino Saudável

Já sabemos sobre esta complexa coleção de bactérias que vivem em nosso trato gastrointestinal, nossa microbiota intestinal única, mas agora é hora de saber mais sobre o controle que temos sobre como ela nos faz sentir. A seguir estão as formas pelas quais você pode cultivar, assim como restaurar, boas bactérias em seu intestino.

Aumentar a ingestão de fibras dietéticas.

Mudar sua dieta é a melhor e mais direta maneira de transformar sua flora intestinal. Comer mais plantas nos permite alcançar e manter a diversidade em nossa microbiota. Esta diversidade nos levará a uma mente mais clara e a um melhor estado de espírito. Semelhante a como o açúcar é processado com demasiada facilidade e, por sua vez, nos faz ter fome seguidamente, a fibra dietética dá à nossa microbiota abundância para se alimentar, beneficiando muito nosso jardim interno. Comer alimentos ricos em fibras dietéticas manterá seu revestimento intestinal intacto e também ajudará a manter uma coleção mais diversificada de boas bactérias, vitais para a boa saúde.

Limitar o uso de antibióticos.

Em certos momentos de nossas vidas, o uso de antibióticos é inevitável. O uso regular de antibióticos, entretanto, mata nosso diversificado mini-ecossistema de microbiota e representa mais riscos à saúde. Amplos tipos de antibióticos não diferenciam entre o que é benéfico para nossa saúde e o que é prejudicial, às vezes prejudicando certas cepas de bactérias que precisamos para combater outras infecções.

Tome os probióticos

O uso de um suplemento probiótico também pode ser benéfico quando o objetivo é restaurar um intestino insalubre. Probióticos são certos alimentos ou suplementos que contêm micróbios vivos. Estes micróbios, quando ingeridos, destinam-se a melhorar e apoiar a saúde de seu microbioma, fortalecendo ou substituindo as comunidades de bactérias atualmente no intestino.

Probióticos vs. Prebióticos

Para evitar confusão, deve ser acrescentada aqui uma nota sobre a diferença entre prebióticos e probióticos. Os prebióticos são alimentos que fertilizam as bactérias já existentes em nosso intestino e incentivam o desenvolvimento da diversidade. Estes alimentos são carboidratos complexos, tais como grãos integrais e vegetais. Como mencionado acima, os probióticos são alimentos que contêm bactérias vivas que se pensa serem benéficas ao organismo.

Reduza Ativamente o Estresse

Quando você se sente estressado, seu corpo libera naturalmente adrenalina e seu sistema imunológico descarrega proteínas inflamatórias que são importantes na sinalização celular, chamadas citocinas. Isto acontece independentemente de o que você está sentindo estressado ser ou não real ou não. Por exemplo, um possível ataque de um animal selvagem versus a preocupação com a apresentação que você tem que fazer no trabalho amanhã. Se você estiver se sentindo estressado o tempo todo, sua resposta imunológica nunca deixa de enviar estas mensagens inflamatórias por todo o seu corpo, inclusive para os insetos em seu intestino, enfraquecendo sua saúde e causando inflamação. Para o bem de nossas entranhas e de nosso sistema imunológico, precisamos realmente tentar relaxar.

Durma o Suficiente.

Podemos equilibrar nossa flora intestinal, conseguindo dormir o suficiente de forma consistente, sendo a recomendação o mais próximo possível de oito horas. A relação entre nosso microbioma e o sono é vista como uma via de mão dupla. A microbiota em nosso intestino tem um efeito sobre como dormimos, e o sono também parece afetar a diversidade e a saúde do nosso jardim intestinal. Não conseguir dormir o suficiente diminui os tipos de bactérias benéficas no intestino e pode rapidamente causar efeitos negativos sobre o microbioma e a saúde imunológica.

Exercite-se Regularmente.

Nossa microbiota intestinal odeia um corpo sedentário e é muito mais feliz quando nos exercitamos. Foi demonstrado que o exercício na verdade induz um tipo diferente de mudança em nossa flora intestinal do que uma dieta, por exemplo. O exercício altera a composição de sua microbiota intestinal, e estudos demonstraram que estas mudanças positivas podem ocorrer após apenas seis semanas de exercício. É importante ressaltar que o exercício deve ser continuado regularmente para continuar percebendo essas mudanças, caso contrário, ocorrerá uma regressão. Mesmo exercícios moderados podem melhorar os níveis de colesterol. Embora, o exercício regular, 30 minutos por dia cinco dias por semana, ajude a evitar a síndrome metabólica. O exercício é um componente chave para impulsionar seu metabolismo e manter seu peso baixo.

Beba Mais Água.

Quando você bebe mais água e se mantém hidratado, sua microbiota intestinal fica feliz e saudável, permitindo que ela suporte totalmente outras partes do seu corpo. Há diferentes opiniões sobre a quantidade de água que você deve beber todos os dias, mas é comumente recomendado beber oito copos de 8 onças, o que é igual a cerca de 2 litros ou beber um galão. Referido como a regra dos 8x8, é fácil de lembrar. Beber água suficiente durante o dia pode parecer uma tarefa para alguns, e se você for uma dessas pessoas, tente usar algum tipo de recipiente ou copo divertido que você goste, um que o faça sorrir quando o usar. Com certeza é mais divertido do que beber do mesmo copo chato, e também o prepara para o sucesso de um ponto de vista psicológico. O prazer que você recebe pelo uso do recipiente é visto como uma recompensa pelo seu cérebro, e desencadeia uma liberação de dopamina. Isto torna mais provável que você queira continuar realizando a ação que leva à recompensa, neste caso a recompensa é beber fora do recipiente de diversão. Você acaba consumindo mais água, beneficiando seu intestino.

Ter sua digestão recuperada levará algum tempo, mas saiba que é possível fazer isso. Se você quer uma saúde vibrante, você deve se concentrar primeiro em seu intestino. Há muitas coisas que você pode fazer para melhorar seu sistema imunológico e ter um intestino mais saudável, e seguir as recomendações acima é um ótimo lugar para começar. Tenha isto em mente ao iniciar o processo de cura, e veja seus sintomas diminuir, e eventualmente desaparecer.

Capítulo 6: Cure seu intestino com dietas saudáveis

Como mencionado ao longo deste livro, os alimentos que comemos têm grande impacto sobre nossa saúde intestinal e nosso sistema imunológico. Há muitos planos de dieta saudável que podemos seguir e outras coisas que podemos fazer para nos colocarmos no caminho certo em direção a uma melhor saúde e bem-estar. Caso você queira reduzir o inchaço do estômago, eliminar as alergias alimentares ou aumentar seu sistema imunológico, tudo começa no intestino. Uma coisa importante a se lembrar é que o que contribui para um intestino saudável é o consumo de alimentos integrais, frescos e naturais.

Reequilibrado seu intestino

A base de uma ótima saúde intestinal começa com o que você come. Seu foco deve ser em vegetais ricos em fibras, grãos sem glúten, frutas com baixo teor de açúcar e legumes. Em muitos casos, o processo de fortalecimento do sistema imunológico e cura do intestino segue estes passos:

1.   Remova as bactérias ruins e os alergênicos alimentares no intestino que estão causando sensibilidades. Isto pode ser feito eliminando alimentos inflamatórios como soja, milho, glúten, laticínios, açúcar e ovos. Outros irritantes, tais como cafeína e álcool, também devem ser evitados.

2.   Substituir as bactérias ruins através de escolhas alimentares saudáveis que contenham as enzimas necessárias, fibras e prebióticos.

3.   Restaurar um equilíbrio saudável de bactérias, introduzindo novas bactérias benéficas, talvez através de um suplemento probiótico.

4.   Consertar o revestimento do intestino com nutrientes curativos, como os ácidos graxos ômega 3.

Abaixo estão algumas medidas dietéticas saudáveis que devem ser tomadas quando você estiver tentando curar seu intestino.

Elimine Certos Alimentos.

Ás vezes, uma dieta de eliminação de alimentos pode ser para abordar as sensibilidades alimentares no corpo. Quando se trata de saúde intestinal, há alguns alimentos que devem ser evitados a longo prazo, se possível. Alimentos processados, glúten e soja encabeçam a lista como os principais infratores que devem ser eliminados. Todos esses três são prejudiciais ao revestimento do intestino. Os alimentos processados estão longe de serem reais, contendo açúcares, óleos e aditivos. Como a soja e o glúten modernos são frequentemente modificados geneticamente, eles também podem contribuir para romper nosso tubo digestivo. A eliminação de certos outros alimentos, como laticínios, leveduras, milho e ovos por uma semana ou duas também é recomendada. Após a eliminação, veja como seu intestino se sente e perceba mudanças em outros sintomas que você possa ter experimentado. Às vezes você pode reintroduzir gradualmente esses alimentos ou substituí-los por opções mais amigáveis ao intestino.

Coma uma grande variedade de alimentos.

Como nosso corpo não foi feito para comer os mesmos alimentos todos os dias, é importante para a saúde intestinal variar os alimentos que você está comendo. No passado, o fácil acesso a todos os diferentes tipos de alimentos ao longo de todo o ano que vivemos hoje não era possível. Vivendo num clima do norte dos EUA, por exemplo, não se podia ir à mercearia e encontrar mangas e kiwis no inverno. As pessoas então comiam sazonalmente. O que crescia ao seu redor durante uma estação específica era o que elas comiam. Se você quiser restaurar bactérias saudáveis em seu intestino, você deve comer uma grande variedade de alimentos para permitir que sua flora intestinal se diversifique e cresça. Tente prestar mais atenção ao que está na estação do ano, escolhendo alimentos frescos que não tenham que viajar muito longe para chegar ao seu prato. Procure fazer uma rotação mais frequente dos alimentos que você come, por exemplo, se você comer muitos brócolis na segunda-feira, tente não comê-los novamente até sexta-feira, escolhendo outros vegetais sazonais nos dias intermediários. Além disso, comer uma variedade de alimentos diferentes mantém as coisas interessantes e torna o planejamento das refeições mais agradável.

Não engula a água com as refeições.

É claro que é benéfico beber muita água durante todo o dia. No entanto, beber grandes quantidades de água durante as refeições pode diluir os sucos digestivos que estão trabalhando para digerir o que você está alimentando seu intestino, às vezes interferindo com o processo como um todo. Durante as refeições, tome pequenos goles de água e beba a maior parte de sua água entre as refeições.

Coma em um estado descontraído.

Esta é de longe uma das peças mais importantes para curar um estômago insalubre. Sentir-se estressado ou apressado enquanto come prejudica a digestão. Se você estiver comendo enquanto dirige no trânsito intenso ou tentando tomar o café da manhã enquanto sai correndo pela porta pela manhã, seu corpo não está em um estado relaxado. Um esforço consciente deve ser feito para colocar seu corpo em um estado relaxado antes de comer, e você pode precisar fazer ajustes em sua programação diária para que você possa desfrutar plenamente do horário das refeições. Tente desligar seu telefone antes do jantar, e concentre-se no que você está comendo e como ele está nutrindo seu corpo. Tente deixar pelo menos 20-30 minutos para as refeições, pois é o tempo que nosso estômago leva para sinalizar ao cérebro que ele está se sentindo satisfeito ou cheio. Se você puder, dê algum tempo para que sua comida se acomode antes de sair da mesa. Quando comemos muito rápido, às vezes podemos acabar comendo mais comida do que precisamos antes de nos dar conta de que estamos cheios.

Capítulo 7: Alimentos que Naturalmente Impulsionam o Sistema Imunológico

Aprender como impulsionar seu sistema imunológico através do que você coloca em seu intestino é o próximo passo na jornada em direção à limpeza natural de seu corpo. Quando as pessoas estão tentando melhorar seu sistema imunológico, elas ouvem falar de muitos tratamentos que dizem ser cura - todos os remédios, prometendo aumentar a imunidade e diminuir as chances de contrair resfriados e gripe. Esses remédios podem ser medicamentos de venda livre, a vacina da gripe ou suplementos. Embora estes possam oferecer benefícios preventivos, a verdadeira chave para aumentar a imunidade é menos conhecida: cultivar bactérias saudáveis e diversas no intestino. Os alimentos devem ser vistos como medicamentos para seu corpo, o que naturalmente pode lhe dar uma imunidade mais forte. O que se segue é uma lista de alimentos de fácil aquisição que ajudarão em seu objetivo de ter e manter um intestino saudável.

Produtos Ricos em Fibra

Será necessário aumentar sua ingestão de frutas e vegetais, especialmente os ricos em fibras prebióticas. Os prebióticos dietéticos são compostos não digeríveis de fibra que passam não digeridos pela porção superior de seu intestino e estimulam o crescimento de boas bactérias. As frutas e vegetais ricos em fibras prebióticas incluem bananas, cebolas, alho, cogumelos, chicória, aspargos e alcachofras de Jerusalém. Você também vai querer comer muitos outros vegetais coloridos e nutritivos como brócolis, couve, couve-flor, couve-de-bruxelas, batata-doce, couve-china e verduras de folhas.

Ter uma deficiência de fibras pode levar a vários problemas de saúde, por isso é essencial obter o suficiente deste importante nutriente. A fibra é um dos ingredientes mais cruciais para a saúde intestinal, e apenas cerca de 3% dos norte-americanos estão ingerindo as 40 gramas de fibra recomendadas que precisam diariamente. A fibra alimenta as bactérias boas em nosso intestino, promovendo a saúde de seu microbioma e impulsionando seu sistema imunológico. Nossa microbiota intestinal extrai as vitaminas, nutrientes e energia da fibra, diminuindo a inflamação e protegendo-a contra a obesidade. Existem dois tipos de fibras. A fibra solúvel ajuda a baixar o colesterol e pode ser encontrada em aveia, legumes (ervilhas, feijões, nozes e lentilhas) e algumas frutas e vegetais. As fibras insolúveis dão a seu ambiente digestivo um efeito mais purificador e podem ser encontradas em grãos integrais, feijões renais e frutas e vegetais também.

Bananas e Maçãs

Um dos alimentos mais populares do mundo, as bananas são extremamente boas para restaurar a harmonia em sua microbiota intestinal. Elas contêm potássio e magnésio, o que auxilia na prevenção de inflamações. Está provado que as bananas reduzem o inchaço do estômago e ajudam seu corpo a liberar o excesso de peso. Há muitas maneiras fáceis de incorporar mais bananas em sua dieta, como em smoothies, fatiadas em cima de cereais ou simplesmente como um lanche da tarde.

Como as bananas, as maçãs são fáceis de encontrar, com alto teor de fibra e aumentam as bactérias boas em seu intestino. As maçãs podem ser saboreadas cruas como um lanche ou guisado.

Alimentos Cultivados ou Fermentados

Alimentos cultivados e fermentados são ricos em probióticos que promovem a diversidade em seu intestino, levando a um sistema imunológico fortalecido. A vida útil dos alimentos fermentados é prolongada através de um processo antiquado, o que posteriormente aumenta seu valor nutricional. Eles também fornecem microorganismos e probióticos vivos e saudáveis ao seu corpo. Os alimentos que lhe dão esses probióticos saudáveis são fermentados usando um processo natural que realmente contém probióticos. Se você não tiver certeza se os alimentos que está escolhendo contêm ou não estes probióticos saudáveis, o rótulo deve conter as palavras "fermentado naturalmente". Exemplos destes alimentos incluem iogurte, kimchi, kefir, chucrute, vinagre de maçã e chá de kombuchá, entre outros. No passado, costumava ser dada mais prioridade ao consumo de alimentos fermentados do que atualmente, o que pode estar contribuindo para uma menor diversidade na microbiota intestinal nos dias de hoje.

Caldos de Ossos

Caldos de ossos como carne bovina, frango, peru e peixe são ricos em nutrientes de cura do intestino. Há muito tempo eles têm sido um alimento básico na dieta humana, mas os caldos caseiros não são tão populares como costumavam ser devido à facilidade com que agora é possível adquirir estoques comprados em lojas. No entanto, o que está ganhando popularidade é o uso de caldos de osso como um agente de cura na saúde intestinal. Para fazer caldo de osso, você cozinha carne ou peixe em água, geralmente com vegetais, por um longo período de tempo. Os tempos de cozimento variam muito, de três horas a até 72 horas. É melhor fazer seu próprio caldo do que usar o comprado na loja, pois desta forma você sabe exatamente o que está dentro dele. Os caldos comprados em loja também podem ser processados, despojando-o de suas propriedades naturais de cura.

Ácidos Graxos Ômega-3

Os ácidos graxos ômega-3 regulam a passagem de nutrientes e produtos residuais em seu corpo e também promovem uma sinalização saudável entre as células. Muitos estudos descobriram que ao aumentar a ingestão de ômega-3, você pode aumentar a diversidade microbiana em seu intestino. Estes ácidos também mantêm a manutenção muito importante de sua parede intestinal. Não podemos produzir estes ácidos graxos essenciais em nosso corpo, por isso devemos obtê-los de nossos alimentos. Peixes oleosos, incluindo salmão, cavala, sardinha, anchova, ostras, caviar e arenque contêm uma alta quantidade de ácidos graxos ômega-3. Outros produtos animais, incluindo cordeiros alimentados com capim e orgânicos, alces, galinhas, bisões, caprinos, bovinos, coelhos e ovos criados em granja também são boas fontes de ômega 3. Você também pode obter ômega 3's de outros alimentos, como sementes de linhaça, nozes e sementes de chia, embora em quantidades menores. A linhaça contém fibra insolúvel e ajuda a melhorar a regularidade do seu trato digestivo. Ele também tem o maior conteúdo de lignanos (antioxidantes com propriedades anticancerígenas) de qualquer alimento por aí. Como outros alimentos abordados neste capítulo, a semente de linhaça promove uma boa flora intestinal. Após moer a semente, ela pode ser usada em smoothies, polvilhada em saladas ou adicionada a receitas quando cozida. Lembre-se de manter sua semente de linhaça no freezer, pois ela pode ficar rançosa rapidamente.

Pescado e Miudezas

Carnes de órgãos como o fígado, encontradas em fontes de alta qualidade, estão cheias de nutrientes e gorduras saudáveis, e o mesmo vale para peixes selvagens capturados. Se você os come com frequência, está dando ao seu corpo o que ele precisa para curar.

Polifenóis

Os polifenóis são compostos vegetais que oferecem muitos benefícios para a sua saúde. Alguns desses benefícios incluem uma redução nos níveis de colesterol, pressão sanguínea e inflamação. Algumas fontes de polifenóis incluem amêndoas, mirtilos, cebolas, brócolis, peles de uva, vinho tinto, cacau e chocolate preto. Os polifenóis nem sempre podem ser digeridos por células humanas, mas são eficientemente decompostos pela microbiota em nosso intestino.

Consuma Gorduras Saudáveis.

As gorduras são necessárias pelo organismo para ajudar a controlar a inflamação. As gorduras saudáveis incluem azeitonas e azeite de oliva não refinado, abacate e de abacate não refinado, óleo de coco e de coco não refinado, manteiga de vacas alimentadas com capim e gorduras animais de alta qualidade. As gorduras de má qualidade, como certos óleos de sementes, produzem mais inflamação.

Adicione estes alimentos à sua lista de compras hoje mesmo!

Capítulo 8: Refeições Planejadas Para Restaurar Sua Saúde

Planejar suas refeições deve ser divertido, não uma tarefa. À medida que ganhamos uma melhor compreensão e nos interessamos mais pelo que acontece com nossa saúde e bem-estar geral, nutrindo nosso corpo com alimentos saudáveis, quanto mais agradável se torna o planejamento de refeições. Pode ser difícil no início saber como planejar refeições em torno de alimentos saudáveis, e o objetivo deste capítulo é lhe dar exemplos de refeições que você pode planejar para serem usadas na restauração intestinal. Um cardápio intestinal saudável deve sempre ser centrado em vegetais, frutas e proteínas magras. Produtos lácteos cultivados e vegetais fermentados são excelentes adições porque oferecem um grande suprimento de bactérias intestinais saudáveis.

Foco na Preparação de Alimentos

Às vezes, a maneira como um alimento é preparado pode mudar a maneira como ele afeta o corpo. Por exemplo, as carnes fritas são muito diferentes das carnes cozidas lentamente. Você deve se concentrar em carnes que são cozidas lentamente ou cozidas a baixas temperaturas, vegetais que são muito bem cozidos e sementes e nozes que são ensopadas e brotadas. Os alimentos preparados desta forma são mais fáceis para nosso sistema digestivo, e os nutrientes também são mais fáceis de absorver. Novamente, após seu intestino insalubre tornar-se saudável, você pode lentamente reintroduzir alimentos cozidos de outras maneiras, e ver como seu corpo reage.

Outra boa regra é comer apenas os alimentos industrializados que você mesmo tenha cozinhado. Fazer seu próprio "junk food" do zero ajuda você a cortar muitos dos ingredientes nocivos encontrados em lanches processados e fast foods, tais como sabores e cores artificiais, emulsificantes, conservantes e gorduras e óleos hidrogenados. Todos estes ingredientes prejudicam o seu intestino. Quando você começa a preparar tudo o que come por conta própria, você se tornará mais atento aos alimentos que come e sua paleta se tornará mais sensível.

Equilibre Suas Refeições.

É importante equilibrar as proporções de nutrientes do que você tem em seu prato. Se não o fizer, às vezes você pode aumentar o açúcar no sangue com muitos carboidratos, ou fazê-lo cair comendo pouca gordura ou proteína. É necessário ter um equilíbrio adequado para uma digestão adequada e sentir-se cheio. Você não quer comer uma refeição inteira e depois sentir fome após apenas uma hora. Isto leva ao excesso de comida e ao aumento de peso. Equilibrar suas refeições é um processo contínuo, e não há uma estratégia de tamanho único. No entanto, você pode começar enchendo seu prato com 30% de proteína, 30% de gordura e 40% de vegetais. Em seguida, escute seu corpo e faça um inventário, notando como sua digestão se sente depois de comer, e como você está com fome entre as refeições. Lembre-se de que um prato de comida saudável terá várias cores diferentes. As cores de muitos vegetais diferentes refletem os diferentes fitoquímicos e antioxidantes que eles contêm, todos eles ajudando a reduzir a inflamação e a alimentar nossas bactérias intestinais.

Comece Sua Própria Horta

Iniciar sua própria horta pode ter muitos benefícios. O solo é rico em micróbios e a jardinagem é uma atividade gratificante. Só saber que você cultivou os vegetais que está comendo proporciona muita satisfação pessoal. Além disso, sua conta da mercearia provavelmente diminuirá quando você parar de comprar produtos da mercearia. A incerteza se suas verduras foram ou não pulverizadas com pesticidas nocivos também não será uma preocupação.

Aqui está uma amostra do plano de refeições para uma semana. Estas são apenas sugestões, pois agora você está mais consciente do tipo de alimentos que deve ter em sua dieta, você pode brincar um pouco e fazer novas e interessantes combinações de alimentos.

Exemplo de Plano de Refeições

Dia 1

O café da manhã: Abacaxi, couve e smoothie de leite de amêndoa
Almoço: Salada de arroz marrom com couve, espinafre, cenoura e beterraba
Jantar: Frango assado, com feijão, cenoura assada e brócolis

Dia 2

O café da manhã: Zucchini frittata com cogumelos e espinafres
Almoço: Metades de batata-doce recheadas, recheadas com peru, arandos e espinafres
Jantar: Asas de frango grelhadas com chucrute e espinafres frescos na lateral

Dia 3

O café da manhã: Chia pudim com coco e papaia. Uma xícara de leite de coco não adoçado, um quarto de xícara de sementes de chia e um quarto de xícara de papaia picada.
Almoço: Salada de frango, com molho de azeite de oliva

Jantar: Tempeh assado com brócolis sobre arroz integral

Dia 4

O café da manhã: Farinha de aveia, sem glúten, coberta com um quarto de xícara de framboesa
Almoço: Restos do jantar da noite anterior
Jantar: Bife com batata-doce e couve-de-bruxelas

Day 5

O café da manhã: iogurte grego, banana e smoothie de mirtilo
Almoço: Salada de verduras mistas com ovas cozidas em fatias duras
Jantar: Bife frito e brócolis com chucrute sobre macarrão

Dia 6

O café da manhã: Omelete com sua escolha de legumes.
Almoço: Frittata de ovo com salmão e legumes
Jantar: Salada de frango grelhada com chucrute na lateral

Dia 7

Batido de iogurte grego com leite de mirtilo e amêndoas (não adoçado)

Almoço: Restos do jantar da noite anterior
Jantar: Salmão grelhado sobre uma salada de jardim fresca

Bônus: Uma Receita para Caldo de Ossos

Também é benéfico, como mencionado anteriormente, consumir um caldo de osso caseiro. O caldo de osso não apenas repara seu revestimento intestinal, mas também contém glutamina, um combustível para as células de seu intestino que pode ajudar seu intestino absortivo. Beber uma xícara de caldo de osso a cada dia também pode ajudar quando você está lidando com o estresse pesado ou quando está com pouco sono. Você pode comprar ossos de um açougueiro local para fazer um caldo caseiro. Se estiver fazendo caldo de carne, procure obter ossos de medula de vaca alimentada com capim certificado. Os seguintes passos para fazer um caldo de carne de vaca feito em casa

Etapa 1

Coloque cerca de 2,5 kg de ossos de medula de carne e 2,5 kg de ossos de sopa de carne em uma panela lenta e adicione um pouco de vinagre de cidra de maçã ou o suco de um limão, que fornece ácidos a fim de extrair mais nutrientes dos ossos.

Etapa 2

Encha a panela elétrica de cozimento lento com água, e coloque-a em fogo baixo por 24 horas.

Etapa 3

Após as 24 horas, você pode saborear seu caldo com alguns vegetais. Como você não vai consumi-los, você pode optar por não descascá-los. Alguns exemplos podem ser a cebola, o aipo e as cenouras. Você também pode adicionar salsa, sal marinho e pimenta do mar. Depois, deixe-a repousar por mais 12 horas. Quanto mais tempo você o deixar cozinhar, mais os ossos se quebrarão e mais nutrientes serão liberados.

Passo 4

Após cerca de 30 horas, você pode verificar os ossos da medula para ter certeza de que a medula caiu. Às vezes, você pode ter que usar um garfo para derrubar a medula de dentro para fora. Deixe-o descansar por mais seis horas.

Passo 5

Após cerca de 36 horas, você pode desligar a panela e deixá-lo esfriar naturalmente. Em seguida, raspe as coisas grandes como os vegetais.

Passo 6

Drene o caldo através de um coador de malha. Armazene seu caldo em recipientes de vidro na geladeira por cerca de uma semana ou mais.

Você pode congelar seu caldo se achar que não será capaz de bebê-lo dentro de uma semana, e ele também faz um ótimo caldo para cozinhar.

Como a gravidade de um estômago insalubre varia entre as pessoas, não é possível determinar exatamente quanto tempo levará para você curar seu estômago. Entretanto, o processo de restauração pode começar imediatamente quando você escolhe alimentos frescos e saudáveis em vez de alternativas altamente processadas e refinadas. Seu sistema imunológico e seu intestino lhe agradecerão.

Capítulo 9: Maneiras Saudáveis de Se Recuperar da Desordem Metabólica

Antes de discutir o que são distúrbios metabólicos e abordagens saudáveis que podem ajudar na recuperação deles, é necessária uma verdadeira compreensão do metabolismo do corpo. Seu corpo usa ou recebe energia dos alimentos que consome através de um processo chamado metabolismo. Os alimentos são compostos de gorduras, carboidratos e proteínas - e os produtos químicos do seu sistema digestivo decompõem essas partes dos alimentos em ácidos e açúcares, o combustível do seu corpo. Seu corpo pode então usar esse combustível imediatamente ou pode armazenar a energia em suas gorduras, músculos e tecidos. Sua microbiota intestinal desempenha um papel importante em seu metabolismo. Quando reações químicas anormais no corpo perturbam este processo, ocorre um distúrbio metabólico. Quando isto acontece, você pode ter muito pouco ou muito de certas substâncias que você precisa para se manter saudável. Pode-se desenvolver um distúrbio metabólico quando certos órgãos, como o pâncreas ou o fígado, não funcionam adequadamente ou ficam doentes. O diabetes é um exemplo comum de distúrbio metabólico.

Os distúrbios metabólicos podem vir de diferentes formas, inclusive:

- Uma vitamina ou enzima em falta que é vital para uma determinada reação química;
- Deficiências nutricionais;
- Reações químicas que são anormais e interferem com os processos metabólicos; e

- Uma doença em um dos órgãos envolvidos no metabolismo, incluindo o pâncreas, o fígado ou as glândulas endócrinas.

Essas doenças podem se desenvolver se certos órgãos não funcionarem adequadamente. Algumas vezes estas desordens podem ser resultado da genética, mas em outros casos, uma pessoa pode ser deficiente em certa enzima ou hormônio, ou pode estar consumindo muito de certos alimentos, entre outros fatores. Existem muitos distúrbios metabólicos genéticos que resultam de mutações de genes únicos, e essas mutações são herdadas e transmitidas através de gerações de famílias.

O diabetes é o distúrbio metabólico mais comum, do qual existem dois tipos, o tipo 1 e o tipo 2. A causa do tipo 1 é desconhecida, embora possa haver um fator genético. O tipo 1 pode levar a problemas de visão, danos aos nervos e rins e um risco aumentado de doença cardíaca. O tipo 2 pode ser adquirido, mas também pode ser causado por fatores genéticos.

Síndrome Metabólica

Um distúrbio metabólico muito comum hoje em dia é chamado de síndrome metabólica, também conhecida como síndrome x. Ela afeta cerca de 40% das pessoas acima dos 60 anos de idade. Síndrome metabólica é um termo para um conjunto de fatores de risco que pode aumentar suas chances de desenvolver doenças cardíacas e outros problemas de saúde. Em geral, a falta de atividade e o excesso de peso podem levar ao desenvolvimento desta síndrome, mas há cinco fatores específicos que podem colocar você em risco por ela.

1. Pressão arterial alta
2. Níveis elevados de triglicérides

3.   Altos níveis de açúcar no sangue

4.   Baixos níveis de colesterol HDL (o tipo bom)

5.   Manutenção de uma grande cintura. Isto seria mais do que uma circunferência de 35 polegadas para as mulheres e mais do que 40 polegadas para os homens.

Se você acha que pode estar em alto risco de desenvolver síndrome metabólica com base nos cinco fatores listados acima, há medidas que você pode tomar para controlá-la, preveni-la ou mesmo revertê-la. Estas medidas incluem mudanças na dieta e um aumento no exercício. Se você não tentar fazer essas mudanças, a síndrome metabólica pode desenvolver mais riscos à saúde relacionados a acidentes vasculares cerebrais, doenças cardíacas e diabetes. A seguir estão algumas dicas saudáveis para a recuperação da síndrome metabólica.

Desenvolva uma Dieta Baseada em Plantas

Uma dieta baseada em plantas não só pode ajudar a conter a síndrome metabólica, mas também é boa para o seu coração. Uma dieta à base de plantas mostraria vegetais, frutas, legumes e grãos inteiros, e limitaria carnes e laticínios.

Tome Nota de Sua Ingestão de Líquidos

Tente evitar bebidas e sucos de frutas cheios de açúcar, pois estes podem fazer seus níveis de triglicérides e açúcar no sangue disparar. A melhor opção quando você está com sede é apenas beber água.

Foque em uma Perda de Peso Saudável

Estabelecer metas pequenas e específicas para si mesmo torna a perda de peso mais fácil. Mesmo perder um pouco de peso pode ter um impacto significativo na síndrome metabólica, afetando números importantes como açúcar no sangue, pressão sanguínea e colesterol. Lembre-se de estabelecer expectativas razoáveis para si mesmo, pois estas são mais encorajadoras.

Evite Ficar Sentado por Longos Períodos de Tempo

Atividades sedentárias que forçam você a sentar-se, como assistir televisão, sentar-se no trabalho e usar um computador, têm sido ligadas a um risco maior de síndrome metabólica, mesmo que você esteja se exercitando regularmente.

Pare de Fumar

Fumar aumenta muito seu risco de doença cardíaca, embora tecnicamente não seja um fator de risco para o que é conhecido como síndrome metabólica.

Evite Alimentos que Agravam a Síndrome Metabólica

Todos os alimentos falsos devem ser evitados ao tentar se recuperar da síndrome metabólica, incluindo alimentos processados, adoçantes artificiais, ácidos graxos trans (encontrados em alimentos feitos com óleos e gorduras hidrogenados, como margarina, biscoitos, bolos, tortas, bolachas e cremes de café), carboidratos refinados e açúcar e álcool em excesso.

Capítulo 10: Hábitos Alimentares e Alimentos a Evitar

No caminho para um intestino saudável e um sistema imunológico forte, há uma série de alimentos que podem ser incluídos em sua dieta que o beneficiarão e o conduzirão no caminho certo. Há também muitos alimentos que podem ter efeitos extremamente prejudiciais ao seu sistema imunológico e à saúde intestinal. Estes já foram abordados em capítulos anteriores, mas agora serão discutidos em mais detalhes. Agora você sabe que um intestino saudável é a base de um corpo saudável. Você também sabe que quando sua microbiota intestinal for diversa e equilibrada, todas as outras partes do seu corpo serão beneficiadas. Da mesma forma, se sua flora intestinal estiver desequilibrada, tudo, desde seu humor até seu metabolismo, pode ser afetado. O que você come tem um papel extremamente importante na sua saúde intestinal. Abaixo estão listados muitos alimentos que têm um alto potencial para perturbar e danificar a sua flora intestinal.

Adoçantes Artificiais

Muitas vezes, quando as pessoas estão tentando perder peso, elas se voltam para adoçantes artificiais, pensando que são saudáveis porque não têm calorias. No entanto, os adoçantes artificiais podem causar alterações na microbiota intestinal, levar a taxas mais altas de distúrbios metabólicos e aumentar a intolerância à glicose.

Alimentos Processados

Muitos de nós sabemos que os alimentos processados não são saudáveis, mas o que pode ser surpreendente para você é o efeito que eles podem ter sobre o equilíbrio de seu sistema digestivo. Em estudos feitos com ratos, foi demonstrado que os aditivos usados em alimentos altamente processados perturbavam tanto sua microbiota intestinal que alguns realmente desenvolveram doenças metabólicas.

Açúcar

O açúcar branco refinado não é o único açúcar que faz mal à saúde. O açúcar, sob qualquer forma, pode ser prejudicial. As pessoas que têm uma dieta rica em açúcar podem ter prisão de ventre e uma má função intestinal em geral. Alguns estudos mostraram que uma dieta rica em açúcar causa uma mudança nas bactérias intestinais, prejudicando a capacidade de adaptação a situações de mudança. Esta mudança nas bactérias intestinais também pode ter um efeito negativo sobre a memória. Dietas com alto teor de gordura e açúcar perturbam um equilíbrio microbiano saudável. Os açúcares são digeridos facilmente por nós, e são absorvidos por nosso intestino delgado sem a ajuda de nossa microbiota intestinal. Isto deixa nossas bactérias intestinais famintos sem nada para comer, de modo que eles começam a mordiscar o muco que reveste nossos intestinos. Este revestimento intestinal deve ser uma forte barreira entre o intestino e o resto do corpo, pois quando ele é permeado e as partículas de alimentos entram na corrente sanguínea, o que começa a acontecer? Sim, você está correto, seu intestino começa a se tornar absortivo.

Glúten

Embora as pessoas que sofrem da doença celíaca sejam particularmente vulneráveis a seus efeitos, sabe-se que o glúten também causa dor de estômago, fadiga e inchaço naqueles que não têm a doença.

Grãos

Embora nem todos os grãos contenham glúten, mesmo os grãos sem glúten, como o arroz marrom, devem ser evitados enquanto se cura o intestino. Os grãos contêm ácido fítico, um revestimento protetor que pode ser difícil para o corpo digerir e quebrar, resultando em inflamação. Mais tarde, depois que seu intestino for reparado, você pode começar a reintroduzir os grãos lentamente.

Soja

Muitas vezes considerada benéfica e nutritiva, a soja de hoje passa por níveis muito altos de processamento. Este processamento mudou a forma como afeta o corpo. Altos níveis de soja em sua dieta podem ter efeitos adversos sobre a microbiota intestinal, já que na verdade foi demonstrado que ela reduz os níveis de bactérias saudáveis.

Carne Vermelha

Comer carne vermelha estimula o crescimento de certas cepas bacterianas que podem afetar negativamente sua saúde, desde sua imunidade até seu peso e estado emocional. Em estudos sobre a microbiota dos carnívoros versus vegetarianos, foi demonstrado que a microbiota dos carnívoros produz mais de um certo químico associado a doenças cardíacas do que a dos vegetarianos.

Laticínios

Mesmo que você não sofra de intolerância à lactose, grandes quantidades de laticínios podem não ser a melhor escolha para o seu sistema digestivo. Alguns estudos demonstraram que o consumo de laticínios altera a microbiota em seu intestino em poucos dias, permitindo que as bactérias más, aquelas ligadas à inflamação e doenças intestinais, floresçam.

Organismos Geneticamente Modificados (OGMs)

Em uma tentativa de cultivar culturas que são naturalmente resistentes a doenças e pragas, os cientistas criaram organismos geneticamente modificados (OGMs). Os OGM são organismos vivos cujo material genético foi manipulado artificialmente através da engenharia genética em um laboratório. Isto cria combinações de genes de plantas, bactérias, animais e vírus que não existem naturalmente na natureza. A maioria dos OGMs foi projetada para tolerar a aplicação direta de herbicida. Milho, soja e trigo são os três transgênicos mais comuns cultivados nos Estados Unidos. As características que permitem que os OGM resistam a doenças podem causar danos à saúde intestinal, reduzindo as populações de bactérias benéficas.

Peixes Cultivados

Normalmente, pensamos em consumir peixe como saudável, e é, mas há uma grande distinção entre peixe de viveiro e peixe selvagem. O peixe cultivado pode ser ruim para seu intestino por causa do uso de antibióticos para criá-los. Enormes quantidades de antibióticos são adicionadas aos alimentos que os peixes de cultura comem, e isto pode ser transmitido aos seres humanos à medida que os peixes são comidos. Qualquer antibiótico que entra no corpo mata as bactérias intestinais, levando a um jardim intestinal desequilibrado e insalubre.

É quase impossível evitar todos esses ingredientes o tempo todo, mas tomar medidas conscientes para reduzir o consumo deles pode ir muito longe em direção a um intestino mais saudável.

Além de evitar ou eliminar completamente certos alimentos ao tentar curar seu intestino, há também certos hábitos alimentares que podem ser prejudiciais à restauração.

Petiscar sem Sentido

Consumir petiscos em excesso pode ser perigoso não apenas para sua saúde intestinal, mas também para outras partes do corpo. Você deve ser capaz de durar de quatro a seis horas entre as refeições sem lanchar, e à noite, você deve ser capaz de durar 12 horas sem acordar para comer.

Alimentação sob Estresse

Muitas pessoas se voltam para a comida como uma distração quando estão estressadas, mas não é sábio comer quando seu corpo está nesta condição. Quando você se sente estressado, menos sangue flui para o estômago, diminuindo a velocidade da digestão. Como resultado, as chances de os alimentos fermentarem em seu estômago se tornam maiores, levando ao inchaço do estômago e ao gás.

Comendo Muitos Vegetais Crus (No início)

Se você estiver tendo problemas intestinais, comer muitos vegetais crus em excesso pode causar uma redução na produção de enzimas, alterando o microbioma intestinal. Além disso, digerir muitos vegetais crus em excesso pode ser um desafio, levando ao inchaço e à dor abdominal. Uma solução seria comer legumes cozidos em vez disso, e à medida que sua digestão melhora, você pode lentamente começar a adicionar mais e mais legumes crus.

Capítulo 11: Abordagens Para Rastrear Seu Sucesso no Caminho da Recuperação

Em muitos casos, o caminho para um intestino saudável pode ser longo, mas apenas saber que você está fazendo melhorias às vezes é toda a motivação que você precisa para continuar. Você já deu muitos passos importantes em direção à recuperação. Você tem seguido recomendações de dieta, tais como planejar refeições saudáveis, eliminar muitos alimentos insalubres e adicionar novos e benéficos alimentos à sua rotina diária. Você tomou medidas para eliminar o estresse, tais como dormir mais e se exercitar regularmente. Você fez um esforço mais consciente para pensar sobre o que os alimentos que você está comendo realmente fazem ao seu corpo. Você eventualmente chegará a um ponto quando você se pergunta: "Meu intestino está consertado? Embora todos sejam diferentes e que é impossível determinar exatamente quanto tempo levará para curar seu intestino insalubre, listamos abaixo algumas coisas a serem procuradas ao rastrear o sucesso em seu caminho pessoal para a recuperação. Se você experimentar estas mudanças em seu corpo, é um bom sinal de que você está experimentando uma recuperação bem-sucedida de um intestino insalubre.

Sensibilidades Alimentares Desaparecem

Se sua parede intestinal estava fraca (seu intestino estava absorvendo demais), há uma grande chance de que você também fosse sensível a muitos alimentos. Uma maneira de acompanhar seu sucesso é notando que você é capaz de comer alimentos que antes lhe causavam desconforto digestivo, tais como dores de cabeça, fadiga e problemas de humor. Você será então capaz de adicionar mais variedade à sua dieta e reintroduzir alimentos saudáveis. Uma vez que você tenha restaurado boas bactérias em seu intestino, é crucial que você continue a seguir um plano de alimentação saudável e mantenha bons hábitos. Agora que você atingiu seu objetivo de melhorar sua microbiota intestinal, seu próximo objetivo deve ser manter sua saúde e vitalidade. Depois de todo esse trabalho árduo, você não quer experimentar de novo os mesmos problemas.

Você Não Mais Enfrenta Problemas Digestivos

Muitas pessoas que estão enfrentando problemas de saúde intestinal, como vazamento intestinal, sofrem sintomas como inchaço estomacal, refluxo ácido, gás, azia e constipação. Quando estes fardos começam a desaparecer e se afastam, é um indicador positivo de que seus esforços de restauração têm sido recompensados.

Você Retorna ao Seu Eu Ideal

Uma boa maneira de acompanhar o sucesso em sua jornada de cura intestinal é perguntar-se se você se sente ou não como seu "eu normal" novamente. Quando a microbiota de seu instinto está desequilibrada, é muito provável que você esteja vivendo com sintomas que estão afetando a qualidade de sua vida de alguma forma. Uma boa indicação de que as bactérias em seu intestino ficaram equilibradas é que sua energia voltou, você experimenta melhorias em seu humor, nota uma melhor clareza mental, atingiu um peso saudável, experimenta menos estresse e se sente como você mesmo novamente.

Como mencionado em outros capítulos, o estresse desempenha um papel importante na saúde intestinal. Em momentos de estresse, o fluxo sanguíneo para o sistema digestivo torna-se restrito, alterando as bactérias do intestino, causando problemas como baixa energia e humor desagradável. Devido à comunicação entre o intestino e o cérebro e sua complexa relação, quando suas bactérias intestinais estão desequilibradas, torna-se difícil lidar com situações estressantes. Devido a esta via de mão dupla, restaurar seu intestino insalubre permite que você sinta menos estresse. Se você está percebendo que está menos estressado do que costumava estar, bom trabalho, você está curando seu intestino. Garantir que você esteja se exercitando regularmente e dormindo o suficiente também ajudará a lidar com o estresse.

É importante saber que a saúde intestinal está em um espectro. Por um lado, você tem um intestino completamente saudável, vivendo sem sintomas. Na outra ponta, você tem muitos sintomas, um intestino que absorve demais e pode até estar a caminho de ser diagnosticado com uma doença autoimune. Se você estiver nessa ponta, reparar seu intestino o fará recuar no espectro e você notará melhorias ao longo do caminho. Durante sua restauração, entretanto, você poderá sofrer incidentes ou contratempos que o levarão de volta para cima no espectro. Estes contratempos podem incluir a contração de uma infecção durante a viagem, a necessidade de tomar antibióticos ou uma exposição acidental ao glúten. Em qualquer um desses casos, você precisará voltar a regredir no espectro novamente.

Problemas de Pele vão Embora

Muitas condições de pele, tais como rosácea, acne, erupções cutâneas, caspa e eczema, são a expressão externa de um problema interno relacionado à microbiota intestinal e ao sistema imunológico. Se seus problemas de pele estão diminuindo, é uma boa indicação de que seu intestino está sendo reparado.

Os seus Resultados Autoimunes de Laboratório Melhoram

Como seu sistema imunológico é muito afetado pela sua saúde intestinal, restaurar seu intestino muitas vezes leva a uma melhoria em vários indicadores autoimunes de laboratório. Muitos pacientes notarão que seus resultados laboratoriais melhoraram, muitas vezes vendo seus anticorpos ficarem negativos. Este é um bom sinal de que sua flora intestinal está se tornando mais diversificada.

À medida que você aumenta seu sistema imunológico através de uma melhor saúde intestinal, você também pode notar outras mudanças em seu corpo - como a diminuição de resfriados e o tempo que eles permanecem por perto. Todos nós pegamos resfriados de vez em quando, mas se seus resfriados parecem durar muito tempo e são seguidos por resfriado após o resfriado, é provável que seu sistema imunológico não esteja funcionando como deveria, e algo está errado com seu intestino também. Melhorar a saúde intestinal permite que você construa um sistema imunológico forte, impedindo que micro-organismos nocivos entrem em seu corpo. Isso pode ajudar a imaginar seu sistema imunológico como uma fortaleza. Quando a porta da fortaleza está aberta, os invasores podem entrar facilmente. Através da cura de seu intestino e, por sua vez, impulsionando seu sistema imunológico, você está fechando a porta para a fortaleza, tornando mais difícil a passagem de intrusos indesejados.

Você pode usar os indicadores listados anteriormente para rastrear o sucesso de seu objetivo de atingir um intestino saudável. Todos eles envolvem ouvir seu corpo e tornar-se mais consciente do que ele está tentando lhe dizer. Tornar-se mais atento ao seu corpo é essencial para a saúde e o bem-estar em geral.

Conclusão

Obrigado por ter chegado ao fim do ***Sistema Imunológico: Melhore o Sistema Imunológico, Cure seu intestino e Limpe Seu Corpo Naturalmente***. Esperemos que tenha sido informativo e lhe tenha fornecido todas as ferramentas necessárias para atingir seus objetivos. Muitas pessoas hoje sofrem de problemas relacionados à saúde intestinal, o que afeta a forma como o sistema imunológico funciona. Se você leu este livro, talvez esteja interessado apenas em aprender mais sobre ter uma microbiota intestinal saudável e manter-se saudável. Por outro lado, você pode estar visando curar um intestino insalubre e procurando dicas de como iniciar a jornada rumo à restauração.

O primeiro passo em seu processo de recuperação é simplesmente perceber que é possível impulsionar seu sistema imunológico e curar seu intestino naturalmente. É então importante entender como estes dois sistemas, imune e digestivo, trabalham juntos e se afetam mutuamente. Há tantos benefícios em ter um sistema imunológico e intestino saudáveis, e quanto mais cedo você começar seu processo de recuperação pessoal, mais cedo você colherá essas recompensas. As pessoas têm problemas com seu sistema imunológico por várias razões, mas muitas dessas questões podem ser resolvidas concentrando-se primeiro em seu intestino. Seguindo as sugestões que podem ser feitas neste livro, você estará muito bem no seu caminho para uma saúde intestinal ótima em pouco tempo. Entretanto, antes de partir para o caminho da recuperação, faça um inventário pessoal de seu próprio sistema imunológico e saúde intestinal e tome nota dos problemas que você possa ter. Ouça seu corpo e tente entender o que ele está lhe dizendo. Depois de fazer isso, será hora de estabelecer metas e iniciar sua jornada em direção à cura de seu intestino pouco sadio - e seu sistema imunológico lhe agradecerá. Lembre-se de estabelecer metas pequenas e alcançáveis, pois elas tendem a ser mais motivadoras e encorajadoras.

Com suas metas estabelecidas, você pode começar a tomar as medidas necessárias descritas neste livro e partir em sua viagem em direção à saúde intestinal. Leve em consideração as dietas saudáveis recomendadas no capítulo seis. Adicione alimentos à sua lista de compras, o que irá impulsionar seu sistema imunológico e melhorar o equilíbrio bacteriano em seu intestino. Tome tempo para planejar refeições saudáveis e lembre-se de comer uma grande variedade de alimentos a fim de diversificar sua microbiota intestinal. Mesmo que possa parecer difícil no início, o planejamento de refeições nutricionais e saudáveis do intestino será mais fácil. Quando você começar a curar seu intestino e se sentir melhor, você será encorajado a continuar seus novos hábitos alimentares. Como você agora sabe que alimentos evitar, você testemunhará a grande variedade de benefícios que podem ser recebidos ao eliminá-los de sua dieta. Depois de todo o seu trabalho árduo e dedicação na restauração intestinal, é claro que você vai querer saber se tudo isso valeu a pena, e o capítulo final deste livro fornece maneiras de acompanhar o sucesso da recuperação intestinal.